AF296056

# DES RÉTRÉCISSEMENTS

DU

# CANAL DE L'URÈTRE

## CHEZ L'HOMME

PARIS.—IMPRIMÉ CHEZ BONAVENTURE ET DUCESSOIS
QUAI DES AUGUSTINS, 55.

# DES RÉTRÉCISSEMENTS

## DU

# CANAL DE L'URÈTRE

## CHEZ L'HOMME

DE LEUR FRÉQUENCE, DES CAUSES QUI LES PRODUISENT
ET DE L'INFLUENCE QU'ILS EXERCENT
SUR LES FONCTIONS DES ORGANES GÉNITO-URINAIRES
DES DIVERSES MÉTHODES DE TRAITEMENT QUI LEUR SONT APPLICABLES
ET DES INSTRUMENTS EMPLOYÉS POUR LEUR GUÉRISON

PAR

## LE DOCTEUR GŒURY-DUVIVIER,

Médecin de la Faculté de Paris et de l'Université d'Iéna ;
Bachelier ès-lettres et ès-sciences ;
Ex-médecin du bureau de bienfaisance du 7e arrondissement de la ville de Paris ;
Ex-médecin ordonnateur à l'hôpital de la Garde à Varsovie ;
Ex-chirurgien major:
Membre honoraire du comité de salubrité ;
Officier du Mérite militaire:
Fondateur du *Dispensaire* consacré au traitement des affections spéciales
des organes génito-urinaires ;
Auteur du *Guide des Malades* atteints des affections des organes génito-urinaires ;
*Du Traitement du catarrhe chronique de la vessie* par la méthode des injections.

## PARIS

### CHEZ L'AUTEUR

RUE DE RIVOLI, 134, AU COIN DE LA RUE DU ROULE

et chez LEDOYEN, lib. Palais-Royal, gal. d'Orléans, 31.

## 1859

1859

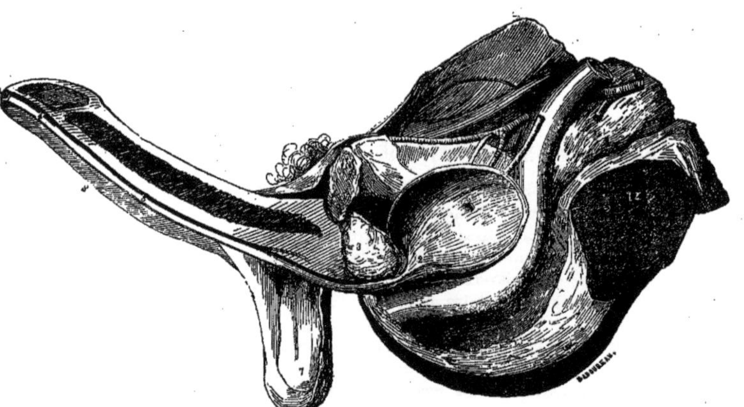



1. Vessie vue à l'intérieur. — 2. Col vésical. — 3. Prostate, vésicules séminales, Canaux éjaculateurs. — 4. Méat urinaire. — 5. Canal de l'urètre. — 6. Orifice externe de l'urètre. — 7. Testicules et leurs enveloppes, Scrotum, Dartos, Épididyme, Conduit déférent. — 8. Verge, Corps caverneux, etc.

L'urètre (fig. 5) est un canal membraneux qui sert, chez l'homme comme chez la femme, à conduire au dehors les urines. Chez l'homme, ce canal remplit une double fonction, car il sert aussi à l'émission du sperme dans l'acte du rapprochement.

Il s'étend du col de la vessie (fig. 2) jusqu'au gland, en traversant d'abord et dès sa naissance la prostate (fig. 3), plus supérieurement qu'inférieurement. Arrivé au sommet de cette glande, il se dirige libre au-dessous de la symphise du pubis, et vient se placer immédiatement au-devant d'elle, entre les racines des corps caverneux (fig. 3) auxquelles l'urètre s'unit, à la hauteur de la jonction de ses branches : dès lors ce canal règne tout le long de la gouttière inférieure de ces corps, traverse le gland plus inférieurement que supérieurement, et se termine, à l'extrémité de celui-ci, par une ouverture allongée de haut en bas, ayant quelques lignes de diamètre.

Les anatomistes reconnaissent trois parties distinctes à l'urètre, l'une prostatique, l'autre membraneuse, la troisième spongieuse.

On donne habituellement au canal de l'urètre, dans tout son parcours, une longueur de trente à trente-cinq centimètres.

Le calibre du canal de l'urètre est loin d'être uniforme. On peut se le représenter comme formé de plusieurs cônes adossés par leurs bases ou par leurs sommets, suivant les diverses régions : la portion prostatique est plus longue ; la portion membraneuse plus étroite ; la portion spongieuse généralement petite ; derrière le gland, on y rencontre toujours une dilatation sensible qui porte le nom de fosse naviculaire.

Ces dispositions sont très-importantes à noter, car si elles n'ont pas pour but de montrer qu'elles sont capables d'influencer le cours des urines ou l'émission du sperme , elles ont certainement une influence marquée sur le développement des rétrécissements de l'urètre, et sur le siége que ceux-ci sont appelés à occuper.

Il existe dans le canal urétral un tubercule très-saillant, allongé, placé dans la prostate, au-devant du col de la vessie, et appelé *verumontanum*; c'est une crête urétrale; c'est à la surface de cette éminence que viennent s'ouvrir les conduits éjaculateurs et les canaux excréteurs de la prostate.

Le canal de l'urètre est tapissé d'une membrane muqueuse qui, d'une part, se continue avec celle qui recouvre le gland, et de l'autre communique avec celle de la vessie; elle envoie même des prolongements dans les conduits éjaculateurs et excréteurs de la prostate (fig. 3). Elle offre un grand nombre de rides longitudinales dans les régions membraneuse et spongieuse ; ces rides se déploient particulièrement, pendant l'érection de l'organe, d'une manière complète, et d'une manière incomplète pendant l'émission de l'urine.

Cette membrane muqueuse est très-mince, on ne lui distingue pas d'épiderme ; elle est le siége d'une grande sensibilité, d'abord dans l'écoulement de l'urine ; puis aussi dans l'émission de la liqueur séminale , elle est l'objet d'une sensation toute particulière, toute spéciale.

Cette muqueuse est très-sujette à contracter des inflammations. Cette maladie, la plus fréquente chez elle et qui rend compte des nombreuses modifications pathologiques dont elle est le siége, ulcérations, fongosités, duretés, varices, spasmes, rétrécissements, est le plus souvent déterminée par les écoulements blennorhagiques, et par les injections de substances âcres, caustiques ou astringentes que l'on fait dans l'urètre.

Telles sont les simples considérations dans lesquelles j'ai cru devoir entrer au sujet du canal de l'urètre, de sa structure, de ses fonctions, et des conditions morbides qui parfois l'altèrent et le modifient ; ces derniers aperçus s'appliquent particulièrement aux rétrécissements du conduit urétral, objet de mon travail et de mes observations.

### De la structure, de l'organisation et des fonctions comparatives du canal de l'urètre chez la femme.

Mon but, dans ce travail, a été de ne m'occuper de l'urètre et des rétrécissements qui l'affectent, que chez l'homme ; il m'a semblé cependant utile, comme point de comparaison, de dire un mot de celui-ci chez la femme.

Chez elle, le canal de l'urètre, comme longueur, ne comporte pas plus de quatre à cinq centimètres ; ce canal se dirige en avant et en bas, depuis le col de la vessie jusqu'au milieu de la vulve, directement sous la symphise du pubis, au milieu et à égale distance des commissures.

L'urètre, chez la femme de même que chez l'homme, est revêtu d'une membrane muqueuse placée et ridée de même façon, pourvue de petits orifices qui mènent eux-mêmes à des sinus muqueux. L'orifice externe de l'urètre, c'est-à-dire le méat, est entouré d'un bourrelet formé par cette même membrane muqueuse, qui vient se confondre et se continuer avec celle de la vulve.

Cet état, et les conditions habituelles de vie, d'hygiène, au milieu desquelles vit la femme, permettent de conclure de suite que chez elle les maladies de l'urètre, de la vessie, des reins, les calculs vésicaux et rénaux, enfin les rétrécissements, doivent être infiniment plus rares, et se compter exceptionnellement par les considérations suivantes :

La grande extensibilité dont jouit l'urètre chez la femme, son peu d'étendue, son trajet presque en droite ligne, les habitudes physiques et morales de celle-ci, son éducation, ses goûts, sa nature, son éloignement en général pour ce qui est excès, débauche, intempérance ou fatigue excessive, et qui sont chez les hommes les causes les plus fréquentes des maladies des organes urinaires, semblent être presque exclusivement des causes d'affranchissement chez la femme.

**Quelques mots sur les rétrécissements de l'urètre chez la femme.**

Je viens, par des considérations non contestées, de prouver combien doivent être rares les rétrécissements chez la femme ; dans ma longue pratique, qui compte vingt-cinq années d'exercice, et d'études spéciales sur les maladies des organes génito-urinaires, je compterais aisément les exemples qui se sont offerts à mon observation. Cependant, lorsque ces cas fort rares se rencontrent, ils sont dus la plupart du temps à des polypes qui se développent dans le conduit urinaire ; ils prennent naissance dans l'habitude trop fréquente que contractent par bienséance les femmes à retenir leurs urines, quelquefois aussi, à des affections blennorrhagiques, à des vaginites intenses qui contagionnent l'urètre, et lui communiquent une vive inflammation.

Comme je l'ai dit, la structure de l'urètre chez la femme, son large diamètre, son peu de longueur, la rectitude de ce conduit, sont autant de chances favorables pour rendre cette affection rare et permettre, quand elle existe, de l'amener à une guérison rapide et facile, que favoriseront du reste les habitudes hygiéniques de la femme, la nature des urines, qui sont chez elle ordinairement douces, limpides, privées d'alcalinité en raison de sa sobriété ; son éducation d'ailleurs, ses mœurs, sa vie retirée, la surveillance dont elle ne cesse d'être l'objet, la rendent presque exempte des maladies sociales et des traitements qui en sont les suites ; ce sont pour elles des chances préservatrices, considérations toutes favorables à la santé de l'urètre et à sa conservation normale.

D'un autre côté, la structure anatomique de ses parties génitales, la présence de l'utérus, les maladies dont cet organe peut être affecté, les abaissements, les chutes si fréquentes de la matrice, l'état de grossesse, rendront chez la femme les incontinences d'urine et les rétentions bien plus fréquentes que chez l'homme.

**Des organes génito-urinaires chez l'homme et de leurs fonctions.**

Le double appareil auquel se rattachent les fonctions génitales et les fonctions urinaires est, dans l'économie humaine, d'un ordre primordial supérieur, car les fonctions auxquelles il est destiné sont indispensables à la vie de l'homme.

Différents organes, en effet, concourent à l'entretien des fonctions vitales : d'autres ont pour but la conservation de l'individu, d'autres enfin sont chargés d'établir d'indispensables relations avec les objets dont se compose le milieu dans lequel l'homme est destiné à vivre. L'appareil génito-urinaire, sous l'empire d'une double solidarité, sert à la reproduction de l'espèce, à l'épuration et au renouvellement des matériaux qui constituent l'organisation humaine ; ce double système participe donc, tout à la fois, de la vie organique et de la vie de relation. Ses fonctions sont de la plus haute importance, sa sensibilité est immense ; aussi la plus légère altération devient-elle la source funeste de nombreux désordres dans la machine humaine ; de même son bien-être, la perfectibilité de ses fonctions, impriment-elles à l'économie, un caractère de santé, de jouissances indicibles que d'autres organes ne sauraient lui révéler.

Toute atteinte portée aux règles de la saine sobriété, les écarts commis dans les plaisirs des sens par ces mêmes organes, amènent d'effrayants ravages, bien au-dessus de ceux produits par des maladies spéciales à d'autres organes, à d'autres systèmes de l'organisation humaine.

Ce double appareil, qui a une vie distincte et à part, est chez l'enfant à l'état rudimentaire ; chez le vieillard, il redevient presque ce qu'il était dans l'enfance ; dans l'âge viril seul, il développe toute sa puissance d'action, toute la plénitude de sa force, aussi est-ce à ce moment, et pendant toute la traversée de la virilité, qu'il est de la plus impérieuse nécessité de ménager des organes, que l'homme a si grand intérêt à retrouver au déclin de sa vie, exempts de ces infirmités qui en font si souvent le désespoir.

Citerais-je, à l'appui de ces vérités, les paroles remarquables de Virey, un de nos écrivains physiologistes des plus distingués qui dit à ce sujet : « Les plus nobles chefs-d'œuvre de « l'esprit humain ont été conçus à l'époque de la plus grande « énergie ou dans la virilité la plus complète. Malheur à « l'homme de lettres, au poëte, au peintre, au musicien, à tout « savant comme à tout artiste, qui s'abandonne à l'abus de la « volupté! il perdra la sensibilité, premier élément de son « génie; la carrière du talent, comme celle de la guerre, exi- « ge l'homme tout entier, et la vraie gloire est la proie des « seuls forts. »

Combien sont variées, combien sont nombreuses, les maladies du système génital et des voies urinaires! Leur structure et la multiplicité de leurs appendices, l'importance de leurs fonctions, font juger combien les affections qui les atteignent sont multiples et diverses, quelle doit être leur gravité, et combien leur cure est difficile; on doit donc frémir à l'idée des moindres gonflements inflammatoires de la muqueuse de l'urètre, à la pensée d'un rétrécissement, lorsque l'on voit que l'existence seule de cette affection peut engendrer dans ce double appareil les désordres que je viens de signaler.

### Des rétrécissements de l'urètre ; qu'entend-on par ce mot ?

On entend par rétrécissement de l'urètre tout état anormal des parois de ce canal, qui s'oppose au libre passage des liquides qui doivent le traverser.

Je n'entends pas confondre cette maladie de l'urètre avec les cas où des tumeurs de diverses natures viennent le comprimer, ou lorsque des corps étrangers, arrêtés dans son intérieur, viennent l'obstruer ; non plus, lorsque ce conduit est resserré par une puissance ou par un agent extérieur.

### De la fréquence des maladies de l'urètre.

J'ai démontré précédemment l'importance des fonctions du canal de l'urètre chez l'homme, la double fonction à laquelle il est assujetti, la sensibilité exquise dont il est pourvu; aussi ces diverses considérations le placent-elles dans des conditions, où fréquemment il doit être atteint par une cause morbide, résultant d'abus ou d'excès dans l'usage d'un organe si délicat et qui joue un rôle si important dans l'économie ; j'ose du reste le dire, et ma longue pratique semble m'y autoriser, c'est l'organe le plus fréquemment affecté par mille causes variées, que je décrirai plus loin, et qui exposent sans cesse ce canal a être envahi par des rétrécissements.

### Des causes générales qui produisent les rétrécissements de l'urètre.

Tout ce qui est capable de déterminer, directement ou indirectement, sur la muqueuse de l'urètre, un état inflammatoire, spasmodique ou nerveux, que cette modification vienne de la constitution même, ou d'une action spéciale exercée sur le conduit urinaire, tend à produire les rétrécissements du conduit urétral.

Parmi les causes agissantes, je citerai les excès de liqueurs ou de femmes, un coït impur, une marche forcée, l'usage des cantharides, l'introduction intempestive d'un corps étranger dans l'urètre, les affections nerveuses, goutteuses, rhumatismales, dartreuses répercutées, l'usage abusif de la bière, les contusions de la verge, l'onanisme, les abus vénériens, les blennorrhagies et les injections irritantes dans le canal, l'habitation des contrées où la température est excessive (en effet, les rétrécissements se rencontrent fréquemment dans l'Asie et chez les peuples orientaux); les chutes sur le périnée, et, chose très-digne de remarque, la double fonction à laquelle est assujetti le canal de l'urètre chez l'homme, ce qui oblige en effet cet organe à des contractions répétées, et le place presque continuellement, dans un état nerveux, fonctionnant à l'infini; l'inégalité congénitale du canal de l'urètre influe encore d'une manière notable sur les conditions de rétrécissements de cet organe.

### Des causes prédisposantes ou éloignées des rétrécissements de l'urètre.

Les climats chauds, l'habitation dans les grandes villes, avec la civilisation, ses habitudes et ses vices; les constitutions nerveuses, sanguines, les plaisirs de l'amour trop fréquemment répétés, la débauche, les excès de table et de tout genre, l'abus des liqueurs alcooliques, sont autant de causes prédisposantes ou éloignées des rétrécissements de l'urètre.

### Des causes déterminantes ou actuelles des rétrécissements de l'urètre.

L'inflammation de la muqueuse urétrale, par suite de toutes les causes qui peuvent porter de l'irritation sur cette membrane, son épaississement, un écoulement blennorrhagique, un coup, une chute sur le trajet urétral, à la région du périnée, l'habitude de l'onanisme, les injections urétrales, excitantes, irritantes, caustiques, sont autant de causes déterminantes des rétrécissements de l'urètre.

### Des causes les plus fréquentes qui produisent les rétrécissements chez l'homme.

Il ne peut exister d'inflammation dans une partie de l'économie humaine, sans que cette inflammation amène plus ou moins vite le gonflement de cette même partie; appliquant cette loi absolue à l'inflammation du conduit urétral, il en résulte nécessairement que toute inflammation produite dans un des points de son tube devra en rétrécir infailliblement le diamètre.

Cette vérité renferme toute l'étiologie du sujet que je présente, et démontre de suite combien doivent être nombreuses les causes de rétrécissement. Il faut dire cependant que la plus fréquente reconnaît pour point de départ les blennorrhagies aiguës ou invétérées, et les injections caustiques et virulentes, que l'on emploie si improprement et si inopportunément pour tenter la guérison de ces mêmes maladies.

### De l'âge où les rétrécissements se montrent plus particulièrement chez l'homme.

A moins de causes accidentelles ou congénitales, l'enfance et la puberté paraissent être presque exemptes des rétrécissements de l'urètre; ce n'est que dans l'âge viril que se développent ces affections ; cet organe, en effet , ne saurait être malade sans causes, et les causes nombreuses qui provoquent les rétrécissements ne se présentent guère que dans la période de trente à quarante ans.

A cet âge, en effet, de grands changements s'opèrent chez l'homme, dans sa manière de vivre, dans ses habitudes, dans ses fonctions ; pour ma part, moi qui ai vu un très-grand nombre de *maladies uro-génitales ;* c'est toujours dans la période de trente à quarante que je les ai le plus fréquemment rencontrées.

### Du siége des rétrécissements de l'urètre chez l'homme.

Les rétrécissements de l'urètre occupent des points très-variables, cependant ils se localisent plus spécialement dans le point où le canal a été congénitalement rétréci, rarement on en rencontre au bulbe de l'urètre ; plus ordinairement ils se rencontrent vers la partie moyenne, membraneuse et spongieuse, moins aux autres points du canal ; chez les sujets qui ont apporté en naissant quelques vices de conformation dans l'urètre, là où se trouvent ces imperfections, se développent plutôt des rétrécissements, alors sous l'influence de causes purement accidentelles.

### De la multiplicité des rétrécissements de l'urètre chez un même sujet.

Ordinairement, ce n'est qu'un seul rétrécissement que l'on rencontre chez un individu, et lorsqu'il est seul, isolé, on le trouve en avant de la prostate, près du *verumontanum.* Lorsqu'ils sont multiples, et qu'ils occupent différentes parties du canal, ils forment entre eux de petits intervalles qui, à la longue, deviennent autant de réceptacles urinaires.

Le premier rétrécissement survenu sera aussi le premier que rencontrera le chirurgien dans son exploration ; en effet, ce premier rétrécissement s'étant formé en avant, sera le premier rencontré, et, par la difficulté qu'il aura imprimée au reste du conduit urinaire, il aura donné naissance à des inflammations successives et partielles, entre lui et le col de la vessie : de là des

épaississements, des gonflements, et, par suite, des rétrécissements isolés et multiples. Le doigt promené sur la longueur
de l'urètre, une légère pression exercée sur celui-ci, en fait
habituellement reconnaître l'existence, le nombre et la situation.

### Des rétrécissements spasmodiques ou passagers chez les individus nerveux et les tempéraments irritables.

Une excitabilité nerveuse très-prononcée, la contracture
spasmodique et intermittente des membres, le resserrement ou
même l'oblitération passagère de certaines cavités, constituent
ce que l'on désigne en médecine sous le nom générique d'affections nerveuses, spasmodiques.

Plus que tout autre organe, le canal de l'urètre est susceptible
d'être influencé par un de ces états, d'être affecté spasmodique-
ment lui-même; alors il se contracte, il se resserre dans une de
ses parties, et donne alors naissance à un rétrécissement passager
seulement, que l'on pourrait confondre avec le rétrécissement
organique, car il a, sur le cours de l'urine, la même influence,
la même action que ce dernier, qui n'est alors que nerveux ou
spasmodique.

L'excitation, même légère, de l'urètre, sous l'influence de
boissons alcooliques, des excès du coït, des erreurs de la mastur-
bation, peuvent déterminer des rétrécissements ; tous les points
de l'urètre peuvent en être affectés ; cependant cette variété de
rétrécissement se rencontre plus fréquemment dans les parties
membraneuses et bulbeuses de l'urètre.

Il est assez facile de distinguer cette forme de rétrécissements,
de ne point la confondre avec d'autres. En effet, l'irrégularité
du cours de l'urine, tantôt libre, tantôt difficile, quelquefois
brusquement supprimé, l'impossibilité d'introduire par instants
la sonde dans l'urètre lorsque dans d'autres moments, et presque aussitôt, avec celle-ci on y pénètre, l'appréciation de l'obstacle que l'on rencontre et qui fuit aussitôt, enfin l'impossibilité de retirer la sonde de l'urètre, lorsque celle-ci vient dans

l'instant d'y entrer avec la plus grande aisance, sont des caractères distinctifs des rétrécissements spasmodiques.

Dans cette circonstance, le chirurgien est presque toujours aidé, renseigné par le malade sur les circonstances qu'il a besoin de connaître pour fixer son diagnostic. Le malade lui raconte qu'il urine parfois goutte à goutte, tantôt par un jet saccadé, tantôt par un jet nourri et facile, toujours plus difficilement lorsqu'il est dans l'inaction, et cela, dans un laps de temps très-court, pendant lequel l'émission de l'urine est facile, puis difficile, puis impossible; en effet, la moindre contrariété, la plus légère émotion suffit pour déterminer une rétention quelquefois même complète. Outre ces renseignements, le chirurgien examinera et interrogera la constitution, dans laquelle il ne manquera jamais de rencontrer des éléments lumineux, un guide sûr, pour poser un diagnostic certain et sans conteste.

### Des rétrécissements inflammatoires.

Celui-ci est ordinairement le produit d'une inflammation de la muqueuse de l'urètre ou de l'un de ses points ; le plus souvent, il succède à une blennorrhagie, à un coït exercé sans modération, à des excès de table et de boissons, aux injections caustiques et irritantes faites dans l'urètre.

Une douleur vive se répand alors dans le trajet de la verge, à sa racine particulièrement, au périnée, et lorsque l'on presse les parois du canal, le point douloureux démontre positivement que là a dû être aussi le point de départ du travail inflammatoire qui va bientôt constituer le rétrécissement.

Dans l'émission de l'urine, difficulté, ardeur et cuisson, envies fréquentes, jet aminci et tournoyant, faible, bifurqué, suintements blanchâtres, puriformes, striés, quelquefois érections fréquentes, douloureuses, toutes choses que la marche, la fatigue, l'équitation, et surtout le rapprochement sexuel, augmentent et exaspèrent ; tels sont les premiers phénomènes.

Lorsqu'on sonde l'urètre pour s'assurer du siége et de la nature de l'obstacle qui s'oppose à la liberté des urines, l'in-

strument arrivé au rétrécissement, y cause une vive douleur ;
d'abord arrêté, le cathéter pénètre et se trouve serré étroitement,
puis en poussant graduellement, au milieu d'une vive sensibilité, il traverse l'obstacle. Cette facilité de dilater momentanément le rétrécissement inflammatoire est caractéristique, et ne
permet pas au chirurgien de le confondre avec le rétrécissement
permanent et organique.

### Des rétrécissements permanents et organiques.

Lorsque la thérapeutique a été insuffisante , que les moyens
employés, soit médicaux, soit chirurgicaux, ont manqué d'é-
nergie, ou que l'incurie du malade a laissé aggraver le rétrécissement spasmodique, à celui-ci succède inévitablement le
rétrécissement organique et permanent.

Il se présente sous plusieurs formes variées, quelle que soit la
partie de l'urètre qu'il vienne à occuper. Quelquefois, il se montre
sous forme d'induration , c'est une des plus fréquentes ; tantôt
il a la forme d'une valvule circulaire ; d'autres fois des nodosités
sous-muqueuses parsèment l'urètre à la surface même de son
tissu. On y remarque alors des saillies irrégulières, de petits points
enflammés, sécrétant une lymphe plastique qui s'organise insensiblement ; dans d'autres circonstances un tissu fibro-celluleux
qui tient les parois de l'urètre froncées, rapprochées et presque
dans un état de contractilité ; il s'est plusieurs fois rencontré
dans l'urètre des excroissances analogues aux verrues du gland ;
d'autrefois, des rétrécissements se sont trouvés déterminés par
l'état variqueux de l'urètre. Cette dernière variété de rétrécissements est celle que l'on rencontre le plus généralement chez
les vieillards.

Dans cette multiplicité de rétrécissements, et en présence des
altérations organiques dont je viens de parler, le cours de l'u-
rine se modifie insensiblement : le jet devient faible, fin, tor-
tueux, vrillé, bifurqué, se projetant dans plusieurs directions ;
l'émission est lente, il faut beaucoup de temps pour vider la
vessie ; l'écoulement urinaire est quelquefois douloureux ; tous

ces phénomènes augmentent, les envies fréquentes d'uriner se succèdent rapidement, le malade éprouve de la gêne et de la pesanteur dans le bassin, une tension douloureuse au toucher, à la région hypogastrique surtout. La gravité de l'affection reconnaît toujours comme phénomène immuable l'augmentation progressive de la douleur et la chute verticale du filet de l'urine ; les plus pénibles efforts du malade ne suffisent pas même pour rendre rapidement quelques gouttes d'urine, l'incontinence succède ou accompagne ; le sphincter de la vessie perd sa double action, et l'urine remplit constamment les poches ou les cellules comprises depuis la vessie jusqu'à l'obstacle. Les rétentions complètes viennent compliquer cet état ; des accès irréguliers de fièvre se montrent périodiquement, surtout si le malade tombe dans quelques écarts de régime, et se terminent par une sueur caractéristique avec odeur d'urine très-prononcée.

### Du diagnostic des rétrécissements de l'urètre.

Tant de causes variées venant contribuer d'une manière si différente au développement des diverses maladies de l'urètre, il n'est pas surprenant de voir parfois des chirurgiens, même expérimentés, se tromper à l'endroit du diagnostic des rétrécissements de l'urètre, et prendre pour ceux-ci, des phénomènes venant de causes bien opposées et dont le principe résulte d'une modification anormale de la vessie, de son col, ou de la prostate elle-même.

C'est ainsi que des calculs vésicaux viendront intercepter le jet des urines, qu'une affection nerveuse de la vessie ou de son col, ou seulement une diminution dans la puissance contractile de l'un de ces organes, viendra paralyser la force du jet urinaire ; il en sera de même des affections propres et organiques du col de la vessie, de la vessie elle-même, de la prostate, dont tous les phénomènes morbides s'opposeront plus ou moins à la libre émission des urines.

Dans ces différentes circonstances, il faut, de la part du chirurgien, une expérience longue et éprouvée, afin que son dia-

2

gnostic ne puisse être frappé de confusion; il doit toujours et avant tout observer la grosseur du jet urinaire, sa puissance de projection, la distance que celui-ci peut atteindre, se rendre compte s'il y a douleur pendant l'émission, avant ou après, explorer avec soin toute la longueur du canal de l'urètre, la vessie, examiner si celle-ci est libre de tout corps étranger, si la prostate est dans son état normal, si l'émission après le besoin d'uriner est lente, tardive ou douloureuse, enfin, si le canal lui-même renferme des obstacles ou des empêchements.

Le chirurgien doit interroger très-minutieusement le malade, car celui-ci a presque toujours la conscience des causes qui s'opposent à la libre émission urinaire, dans les moments où le liquide cherche à s'engager dans les sinuosités du canal et lorsque celui-ci refuse de l'y admettre. Ces divers renseignements, leur appréciation et l'aide de l'instrument explorateur, lui donneront des idées nettes et précises sur la position, l'étendue, le nombre et la forme des rétrécissements s'il en existe, sur les causes enfin qui produisent l'empêchement, ainsi que sur les instruments explorateurs ou les puissances dilatantes à employer, pour déterminer le traitement et amener la guérison.

### Du pronostic des rétrécissements.

Moins un rétrécissement sera ancien, et plus facilement l'opérateur pourra en triompher. Chez un sujet jeune encore, et d'une bonne constitution, le succès sera certain, si surtout aucun des organes de l'appareil urinaire ne se trouve gravement compromis; les difficultés seront beaucoup plus grandes si le contraire a lieu.

La nature du rétrécissement doit appeler aussi l'attention sérieuse du chirurgien : le rétrécissement par engorgement variqueux présente beaucoup plus de difficultés que le rétrécissement fibreux, et celui produit par le gonflement de la prostate, l'est encore bien davantage.

En général, on peut dire que ce qui donne de la gravité aux rétrécissements, ce qui les rend souvent incurables, c'est l'ancienneté de l'affection, la débilité du sujet, la sensibilité de quelques-uns et les complications morbides du système génito-urinaire.

### Des complications qui accompagnent quelquefois les rétrécissements du canal de l'urètre chez l'homme.

Si les rétrécissements de l'urètre se bornaient toujours à de simples obstacles à vaincre, ce serait à la méthode opératoire seule que l'on devrait s'adresser, mais la plupart du temps il n'en est pas ainsi, il faut faire appel à d'autres agents, à d'autres méthodes, dirigées contre les complications qui naissent et se multiplient en présence d'un rétrécissement.

La muqueuse du canal s'altère, s'enflamme, se boursoufle, s'épaissit et s'indure, de là d'autres rétrécissements.

Gênée dans ses fonctions, la prostate ne tarde pas à devenir malade, elle s'irrite, s'hypertrophie et s'indure, ses rapports avec l'urètre ne sont plus dans le parallélisme voulu, les vaisseaux séminifères deviennent compromis, de là des pertes séminales et bientôt le catarrhe de la prostate.

La vessie, gênée dans ses fonctions, ne se vide plus qu'incomplètement; le liquide urinaire y séjournant trop longtemps s'y décompose et devient pour la muqueuse une cause incessante d'irritation; celle-ci s'épaissit, s'indure et enlève à la vessie sa puissance de contractilité, de là, les paresses de vessies, les catarrhes de cet organe et la production des calculs urinaires.

Le col de la vessie participe en tous points de ces maladies; solidaire de ses fonctions, il l'est aussi de son état morbide, de là les cystites du col, les paralysies de ce sphincter, les incontinences d'urine, enfin les rétentions.

Si je porte plus haut mes regards, que de désordres n'aperçois-je pas dans les organes sécréteurs de l'urine : les reins, gênés dans leurs fonctions, conservent trop longtemps le produit de leur élaboration; des matériaux organiques et étrangers se déposent dans leur tissu, les enflamment, y engendrent des calculs rénaux, des épanchements sanguins, des abcès purulents, des désorganisations partielles de ces viscères, qui se traduisent par le trouble des urines, leur purulence, les résorptions urinaires et les longues et atroces souffrances qu'éprouvent les malades.

Portés au summum de leur intensité, les rétrécissements de l'urètre, fibreux, inflammatoires, ne tardent pas à devenir adhérents, à constituer des obstacles insurmontables au cours de l'urine, à la refouler par conséquent du côté de la vessie, à la distendre outre mesure, à la rompre même dans certains cas et à donner naissance aux fistules urinaires.

Est-il nécessaire d'ajouter que l'appareil générateur se ressent gravement de ces effrayants désordres ; la prostate s'irrite, s'enflamme, le fluide séminal n'est qu'imparfaitement élaboré ; il est de mauvaise nature, mal sécrété, il reste comme emprisonné derrière l'obstacle qui le retient au moment de l'éjaculation ; il ne sort qu'en bavant, souvent après l'érection ; on le voit même, dans certaines circonstances, refluer vers la vessie, et en être chassé, seulement avec les urines.

**De l'influence des rétrécissements sur la double fonction de l'appareil génital et urinaire chez l'homme.**

Dans son état normal, le canal de l'urètre, chez l'homme, suffit à une double fonction : il conduit les urines au dehors, et sert à l'émission du sperme dans l'acte du rapprochement ; il en résulte donc, qu'en état de maladie et frappé de rétrécissements, le canal de l'urètre apporte des empêchements aux deux fonctions simultanément, ainsi qu'aux organes qui y concourent.

De là, *pour le système urinaire*, les rétentions d'urine, les maladies de la vessie et des reins, les catarrhes vésicaux, les calculs urinaires, etc.

Pour *le système générateur*, l'hyperthrophie de la prostate, les pertes séminales, l'impuissance, etc.

**Des maladies en général, et des perturbations fonctionnelles qu'exercent les rétrécissements du canal de l'urètre sur l'ensemble de l'économie.**

Les affections du canal de l'urètre produisent dans les reins des concrétions salines, plus ou moins abondantes qui s'y implantent, écartent la trame des tissus, s'y logent, puis deviennent pour eux une cause incessante d'irritation, à la suite de laquelle ces organes s'érodent et se détruisent ; tantôt elles déterminent dans les reins une fluxion sanguine excessive, amènent leur développement morbide, et les constituent à l'état de tumeurs plus ou moins bosselées, inégales.

Si j'examine les désordres que subit l'économie en général , je vois le sang mal élaboré, ne pouvant se débarrasser des éléments alibiles qu'il contient, les rejeter dans le torrent de la circulation ; la répartition de ces matériaux, qui ne trouvent plus le moyen de s'évacuer, se fait dans les différents organes, gêne leur mécanisme, entrave leur fonction et détermine des troubles qui s'annoncent par une foule d'irrégularités. L'estomac perd sa faculté dissolvante. Les intestins, atteints de dérangements incessants, n'absorbent plus que des sucs imparfaits. Le système nerveux perd sa délicatesse exquise et ne peut plus animer les parties dans lesquelles il se distribue. Le cerveau subit un affaissement notable; ses fonctions éprouvent des perturbations infinies, qui portent sur l'intelligence et les passions. Les organes de la génération s'anéantissent ; leur flétrissure et leur impuissance deviennent la conséquence inévitable de la négligence trop habituelle des malades, qui , aux prises avec des tourments de toute espèce, devenus à charge à eux-mêmes, finissent par désirer la mort comme le seul terme à leurs maux.

### De l'influence des rétrécissements du canal de l'urètre sur le moral des individus qui en sont affectés.

Quelle influence les maladies urinaires n'exercent-elles pas sur le moral, et quelles affligeantes modifications ne viennent-elles pas opérer sur le caractère ? Tel naguère vif, enjoué, aimant le monde, devient tout à coup taciturne et cherche la solitude ; tel autre, d'un naturel bienveillant et doux, se montre rude et exigeant. Celui-ci, autrefois grand et généreux, est réduit aujourd'hui, par l'épuisement et la douleur, aux regrets envieux, à la sécheresse d'âme d'un froid égoïsme, et devient un objet d'ennui et de fatigue pour tout ce qui l'entoure ; les sources du bonheur sont taries, les affections du cœur sont éteintes ; le malheureux est dans un état constant de découragement. Veut-il chercher dans le travail une distraction qui trompe ses douleurs et ses ennuis, il s'aperçoit bientôt que ses facultés intellectuelles ont perdu de leur puissance, le moindre effort les fatigue, et vient épuiser des forces qui marchent désormais à un complet anéantissement.

C'est qu'en effet les fonctions assimilatrices cessent de s'accomplir ; l'appétit diminue chaque jour, les digestions se font mal ; au milieu de cet épuisement général, des rides prématurées sillonnent le visage, qui n'exprime plus que la souffrance et l'anxiété. La vie alors n'est plus qu'une lente agonie, que la mort ne tarde pas à terminer.

### De l'urine et des modifications qu'éprouve ce liquide par suite des rétrécissements du canal de l'urètre.

Les obstacles au libre cours du liquide urinaire ont pour résultat de l'obliger à séjourner plus longtemps qu'il ne doit le faire dans la vessie, d'où il résulte que l'urine ne sort de ce réservoir qu'après avoir subi un commencement de décomposition ; aussi est-elle trouble, car elle contient des éléments de dissolution : elle a une odeur ammoniacale très-prononcée ; on y rencontre des mucus en suspension, tantôt des précipités d'acide urique ou des phosphates mélangés, du pus, quelquefois des matières sanguinolentes, suivant l'état plus ou moins avancé de la maladie , suivant aussi l'état morbide plus ou moins prononcé des organes qui recèlent le liquide urinaire ; aussi l'urine, au bout de très-peu d'instants, mise en contact avec l'air libre, ne tarde-t-elle pas à entrer en putréfaction.

### De la cure des rétrécissements de l'urètre chez l'homme et des méthodes diverses qui ont été proposées pour atteindre ce but.

Les moyens proposés ou mis en usage, pour guérir les rétrécissements de l'urètre, sont nombreux : les uns ont constitué des méthodes, d'autres sont passés inaperçus.

Vient d'abord la dilatation, c'est-à-dire le moyen qui a pour but d'élargir, de dilater le canal de l'urètre, dans son point rétréci, afin de le rendre à son diamètre normal au moyen d'instruments nommés *sondes, bougies* ou *dilatateurs*, dont on augmente progressivement la grosseur.

Il y a deux sortes de dilatations : la dilatation temporaire et la dilatation permanente. Toutes deux tendent au même but ; seulement, dans la dilatation temporaire, l'action dilatante, élargissante, ne s'exerce et ne se continue que pendant quelques instants, pour être reprise à des intervalles plus ou moins rapprochés, avec des instruments de dilatation dont, je le répète, on a toujours le soin d'augmenter successivement le calibre.

Dans la dilatation permanente, l'instrument dilatateur resté en place dans le canal de l'urètre pendant un temps plus ou moins long, douze ou vingt-quatre heures ; l'on se sert habituellement, dans cette circonstance, d'une sonde flexible en gomme placée et fixée à demeure, afin de laisser à l'urine la faculté de s'écouler lentement, librement, et de même que dans la dilatation temporaire, le calibre de l'instrument est augmenté chaque fois qu'on le retire et le replace dans l'urètre.

Vient maintenant la scarification des points rétrécis de l'urètre ; ces scarifications se pratiquent à l'aide d'instruments appelés eux-mêmes scarificateurs, qui ne sont autres que des tubes courbes en forme de sonde, pourvus de très-petites lancettes à leur intérieur, qui sortent et se déploient au moment où l'instrument atteint les points rétrécis, afin de les sectionner, de les diviser, et par là même, de rendre plus facile l'introduction des sondes, en procurant le plus d'élargissement possible à la portion rétrécie.

Les scarifications, les incisions, les excisions pratiquées dans la cure des rétrécissements, se proposent le même but, et se font avec des instruments à peu près de même nature que les précédents ; ces instruments varient dans leur construction, ils incisent , ils excisent , ils scarifient l'urètre dans certains points de son trajet, c'est-à-dire que ces instruments, toujours en forme de sonde, sont pourvus de lancettes, qui sortent de leur gaîne à un moment donné pour entrer en fonction.

Reste la cautérisation de l'urètre, c'est-à-dire l'action exercée par un caustique porté, à l'aide de l'instrument porte-caustique, sur l'endroit rétréci. Cet instrument est creux, il est de la même forme qu'une sonde, il est pourvu dans son intérieur d'une tige armée d'une cuvette, que l'on fait sortir et manœuvrer, pour diriger le caustique sur le point rétréci du canal, en vue de modifier ce tissu, et aussi de lui faire éprouver une perte de substance et de rendre le point rétréci plus extensible, plus facile et plus perméable.

Un mot des injections forcées : quelques chirurgiens ont pensé qu'un jet de liquide poussé avec force, à l'aide d'une seringue, dans un urètre rétréci, pouvait forcer et vaincre la difficulté, l'obstacle, et rétablir la liberté du conduit.

On a employé aussi différentes substances qui, introduites dans l'urètre, au moins jusqu'au rétrécissement, et pourvues d'humidité, devaient se gonfler sur place et par conséquent dilater les points resserrés de l'urètre : on a tour à tour essayé des cordes à boyaux, des cylindres en ivoire fondu, en racines de bois tendres et poreux, dont on se servait de la même façon et dont on attendait le même résultat.

On a pensé aussi à la dilatation des points rétrécis du canal au moyen de l'introduction de l'air, à la manière dont on gonfle les ballons; on a pour cet objet employé de petits cylindres en baudruche formant sacs, que l'on gonflait par insufflation et qui, par leur augmentation de volume, devaient écarter les parois rétrécies de l'urètre.

### Examen et critique de ces différentes méthodes. Avantages et inconvénients de chacune d'elles.

Les méthodes qui ont été employées pour la cure des rétrécissements sont nombreuses, comme on vient de le voir, et cependant elles sont loin d'arriver toutes au résultat désiré; quelques-unes sont sans valeur, d'autres comportent des dangers. J'entre en matière :

La dilatation est seule rationnelle, c'est une puissance physique d'une immense portée; la dilatation procède à la manière d'un coin introduit dans une bûche : introduit dans l'obstacle, le dilatateur fait sa place, force les tissus à s'écarter, les éloigne méthodiquement, les divise même, en donnant naissance à des interstices, à des déchirures, et le diamètre obtenu par ces intestices reste le même, ne se resserre pas et donne naissance à des tissus nouveaux qui viennent s'implanter dans les espaces intersticiels de la muqueuse urétrale, et procure la largeur désirée. C'est à l'aide du cathétérisme que se pratique ce moyen; la sonde, en l'absence du dilatateur, en remplit l'office.

En ne pratiquant que quelques instants seulement la dilatation, en ne laissant dans l'urètre que momentanément l'instrument, on fait ce que l'on appelle la dilatation temporaire; c'est celle-ci qui doit être mise en œuvre, lorsque le canal est doué d'une vive sensibilité, ou que le malade est impressionnable et nerveux.

Dans la dilatation permanente, au contraire, l'instrument se laisse à demeure et reste longtemps : les rétentions d'urine, les rétrécissements fibreux, indurés, anciens, exigent que l'on procède ainsi.

L'emploi des caustiques, tels que le nitrate d'argent fondu ou le sulfate de cuivre, portés à l'aide d'un porte-caustique sur le point malade de la muqueuse urétrale, constitue ce que l'on appelle la cautérisation de l'urètre; c'est aussi un fort bon moyen; pratiqué par une main exercée, il est exempt d'inconvénients. Arriver juste à l'endroit qu'il faut cautériser, ne dépenser que ce qu'il faut de caustique, pas davantage, tel doit être le talent de l'opérateur; la cautérisation modifie les indurations de l'urètre, diminue beaucoup son excitabilité; les carnosités, les brides fibreuses de l'urètre sont détruites et éliminées par la cautérisation.

Cette opération se fait aujourd'hui avec facilité, les instruments sont précis. Le porte-caustique urétral est armé d'une cuvette qui contient le caustique fondu et solidifié ; le porte-caustique glisse dans une canule-gaîne, parcourt l'urètre revêtu de cette même canule, et la cuvette ne sort qu'à l'endroit du rétrécissement, et alors elle est mise à nu, là, où l'action du caustique doit s'exercer.

Les scarifications de l'urètre, les incisions, les excisions, sont de mauvais moyens, dangereux , capables plutôt d'augmenter les indurations de l'urètre, d'en créer même de nouvelles et d'aggraver par conséquent l'affection que l'on cherche à détruire.

Traiter les rétrécissements par des injections forcées est un moyen sans valeur et sans résultat, il peut être tout au plus employé lorsqu'il s'agit de chasser de l'urètre des mucosités, des caillots sanguins, du pus, des matières catarrhales : alors ce n'est simplement qu'un lavage urétral que l'on pratique, et qui n'a pas d'autre importance.

Reste maintenant la méthode dilatante, par l'introduction d'agents, de corps étrangers, que l'on fait pénétrer dans l'urètre ; après les avoir imprégnés d'humidité, ces corps se gonflent et par leur grossissement tendent à dilater les points rétrécis de l'urètre.

Ce moyen ne vaut rien ; d'abord, parce que le corps dilatant n'est point susceptible de franchir le rétrécisement : s'il y pénétrait, en effet, son emploi deviendrait inutile ; ensuite, parce que son gonflement est très-problématique, et que, quand bien même il serait susceptible de doubler son volume par l'imprégnation, ce grossissement serait tellement inégal, que, la plupart du temps, il se produirait dans les points même qui ne correspondraient nullement aux endroits rétrécis du canal ; et d'ailleurs, serait-il facile et sans danger de retirer de l'urètre frappé de rétrécissement un corps qui s'y serait inégalement gonflé ?

Ce que je dis de ces agents, se gonflant dans l'urètre par l'imprégnation, est également applicable aux corps dont on augmente le volume au moyen de l'introduction de l'air. Mêmes inconvénients, même insuffisance.

#### Des méthodes que la pratique et l'expérience ont sanctionnées dans le traitement du rétrécissement de l'urètre.

L'exposé précédent vient de démontrer qu'il n'existe que deux méthodes, héroïques et valables, qui méritent d'être employées pour guérir les rétrécissements de l'urètre.

La dilatation d'abord, la cautérisation ensuite, la première a une action physique qui agit de deux manières, par compression et par dilatation, et dont la puissance peut être facilement graduée, combinée, calculée et dépensée à volonté ; c'est là méthode la plus sage, la plus rationnelle, celle qui compte sans doute le plus de succès, et aussi les résultats les plus prompts et les plus durables.

La cautérisation agit de deux façons : elle frappe de mort les tissus malades, indurés ; elle les élimine, elle augmente par conséquent le diamètre du point rétréci ; elle agit aussi, en modifiant la nature des tissus, leur sensibilité ; les spasmes de l'urètre, les contractions de cet organe, cèdent toujours devant l'emploi méthodique et raisonné du caustique, agent que l'on est libre d'employer soit comme caustique, soit comme modificateur seulement.

#### Des instruments propres à reconnaître, à constater, à guérir les rétrécissements du canal de l'urètre.

Après l'exposition des méthodes, un mot des instruments qui servent à leur application.

Ces instruments, tous destinés à pénétrer dans le canal de l'urètre, sont de différentes sortes, portent différents noms, et ont des diamètres variables.

Ce sont *les bougies, les sondes, les porte-caustique, les dilatateurs droits et courbes* et *les porte-empreinte*.

On appelle bougie un corps plein, cylindrique, dur ou flexible, n'ayant point d'œils à son extrémité vésicale, du diamètre d'un quart de ligne à trois lignes, de la longueur de neuf à douze pouces, droit ou courbe, fabriqué en or, en platine, en argent, en cuivre, en étain, en tissus gommés ou emplastiques.

Il existe deux espèces de bougies bien distinctes : les unes molles, les autres dures. Dans la première se rangent les bougies en cire, les bougies emplastiques ; dans la seconde, les bougies en baleine, en corde de boyaux et en métal de différentes natures.

Ces instruments s'emploient dans le traitement des maladies de l'urètre et dans celles de la vessie ; leur usage est fort ancien, et il est probable que le nom d'*algalie*, qui avait été donné primitivement aux sondes, tirait son étymologie de la langue arabe.

Tous ces instruments, en métal ou en composition, doivent être d'un poli et d'une douceur irréprochables, afin que leur introduction soit facile et ne lèse en rien la paroi urétrale.

L'or et l'étain sont les métaux les plus faciles à introduire : l'argent resserre et magnétise le canal, l'or s'échauffe facilement, il n'a sur l'urètre aucun inconvénient ; l'étain est de la plus facile introduction, il ne casse jamais, se laisse facilement pénétrer par la chaleur ; son propre poids facilite son introduction.

Le cuivre n'est plus employé de nos jours : il est d'un entretien fort difficile et se couvre promptement de vert-de-gris. Les anciens paraissaient cependant en faire un fréquent usage. Celse prétend n'en avoir jamais connu d'autre.

On voit, par cet exposé, qu'il n'est point indifférent pour le malade, ni pour l'opérateur, de choisir et d'approprier la composition des bougies et des sondes à l'état de sensibilité et de susceptibilité du canal que l'on doit traiter.

La forme des bougies mérite une attention particulière. Elles sont coniques, cylindriques ou fusiformes ; ces différentes formes de bougies sont employées suivant la nature des rétrécissements que l'on doit combattre, dans le but d'opérer la dilatation exclusivement sur tel ou tel point du canal rétréci ; mais, à ces différentes formes de sondes, la plupart du temps inutiles et trompeuses, je ne puis reconnaître tous les avantages que leur ont attribués les chirurgiens, qui peut-être n'avaient pas trouvé l'occasion de s'en servir.

La *sonde* ou le *cathéter* (d'où s'est formé le mot cathétérisme) est un tube cylindrique, d'un diamètre et d'une longueur semblables à ceux des bougies. L'une des extrémités, désignée sous le nom de *pavillon*, est garnie de deux anneaux ou deux ailes, sur lesquelles la main de l'opérateur s'appuie au moment de l'introduction ; l'autre extrémité de la sonde, légèrement arrondie, porte le nom de *bec*. A quelques lignes de sa terminaison, et sur les côtés, se trouvent deux ouvertures oblongues, dont l'une est située un peu plus haut que l'autre, et qu'on nomme les œils. Il résulte de cette disposition qu'elle se termine par un cul-de-sac à peu près conoïde.

Plusieurs formes ont été données à ces instruments: les anciens leur avaient donné une double courbure en S; de nos jours, on a fait varier leur direction : quelques chirurgiens en ont fait établir de tout à fait droites; la courbure des sondes avait été déterminée primitivement par la disposition anatomique de l'urètre. Aujourd'hui que les sondes ont été perfectionnées, que le tissu qui les forme les rend susceptibles de se plier, et de suivre les sinuosités et les flexibilités du canal, la courbure dont il s'agit est à peu près inutile. Les sondes, ainsi que les bougies comme aussi tous les instruments qui doivent entrer dans l'urètre, et qui ont pour objet sa dilatation, sont plus ou moins gros selon l'usage auquel ils sont destinés ; le choix de leur diamètre se base habituellement sur la largeur ou l'étroitesse du canal de l'urètre, enfin, sur l'étendue des rétrécissements ou des obstacles que l'on veut vaincre ou franchir.

On désigne par le nom de *porte-empreinte*, ou de *sonde exploratrice*, un instrument en forme de bougie, d'un moyen diamètre, sur l'étendue duquel se trouve tracée la graduation des millimètres: à son extrémité est adapté un plumasseau de lin, revêtu de cire molle.

On fait pénétrer cet instrument dans l'urètre jusqu'au rétrécissement; la graduation en indique la profondeur, la chaleur de l'urètre ramollit la cire, en contact avec le rétrécissement, et le porte-empreinte est retiré, revêtu des formes qu'il emprunte au rétrécissement.

Cet instrument est loin d'atteindre son but et de mériter son titre ; le meilleur guide pour explorer un urètre rétréci consiste dans la grande habitude de l'opérateur : une bougie exploratrice, habilement introduite, et une main exercée sont les meilleurs porte-empreinte que je connaisse.

Le dilatateur est un instrument qui a pour but d'agrandir le canal de l'urètre, à l'endroit du rétrécissement dont cet organe est frappé.

Tous les dilatateurs que j'ai rencontrés dans ma pratique, tous ceux que j'ai vus entre les mains de plusieurs praticiens, étaient tous droits, plus ou moins ingénieux ; mais aucun, ni par sa forme, ni par son arrangement, n'était capable de remplir le but qu'un dilatateur doit atteindre ; ils péchaient tous par leur forme, car celle-ci était loin de pouvoir leur permettre de pénétrer dans la courbure de l'urètre, dans laquelle si souvent se rencontrent des obstacles, des rétrécissements ; puis, tous pourvus d'une puissance dilatante faible et débile, ils ne pouvaient opposer aux rétrécissements qu'ils devaient vaincre qu'une force insuffisante pour les traverser ; au lieu de dilater les parties malades, ils écartaient préférablement les parties saines.

J'ai donc cru rendre un service à la pratique en inventant un nouveau dilatateur, auquel j'ai donné mon nom ; aussi me suis-je bien trouvé de l'usage de cet instrument, mentionné honorablement dans la science et la pratique générale ; j'en donnerai plus loin un court exposé.

Le porte-caustique urétral est l'instrument dont l'usage est borné à l'urètre seulement ; il existe aussi des porte-caustique destinés à la prostate, à la vessie même ; ils ont des formes spéciales. Celui dont je parle en ce moment n'a d'application que pour la cautérisation des rétrécissements de l'urètre, lorsque l'opérateur croit devoir y recourir préférablement à la dilatation.

Cet instrument se compose d'une canule-gaîne en gomme élastique flexible et graduée, de la longueur de dix pouces environ, revêtue à son extrémité inférieure d'une douille métallique de six lignes et de même dimension que la canule-gaîne; son extrémité supérieure est aussi garnie d'une autre douille métallique. Cette canule-gaîne, ainsi disposée, est traversée dans toute son étendue, par une tige métallique mince et flexible qui la dépasse de six lignes environ; son extrémité supérieure est armée d'un anneau, et son inférieure d'une cuvette, ouverte à sa partie supérieure longitudinalement, destinée à contenir le caustique; une virole placée à son extrémité supérieure, maintient la tige dans la canule-gaîne, et avec son concours permet de faire manœuvrer la tige dans la canule, de mettre la cuvette à nu et de placer le nitrate en rapport avec le point que l'on veut cautériser.

**Instrument dilatateur destiné à triompher des rétrécissements du canal de l'urètre et des obstacles au libre cours des urines, lorsque ceux-ci sont situés dans la courbure de l'urètre.**

DILATATEUR GOEURY.

Pour remédier à ces nombreux inconvénients que j'ai tant de fois rencontrés dans ma pratique, et afin d'ailleurs de pouvoir attaquer directement les rétrécissements qui occupent la courbure de l'urètre, j'ai fait exécuter sous mes yeux un dilatateur urétral curviligne; il est ainsi construit :

Sa forme est courbe, entièrement semblable à celle des sondes, sa longueur est de dix pouces, son diamètre est à son extrémité supérieure de deux lignes, et il décroît progressivement jusqu'à son extrémité inférieure, qui devient tout à fait conique.

La partie de l'instrument qui doit produire la dilatation est composée de lames métalliques disposées en spirales, qui, à l'aide d'une tige, qui parcourt l'intérieur de l'instrument, en fait écarter les branches à volonté, et peut produire par son renflement complet, une dilatation égale au plus grand diamètre d'un canal de l'urètre à son état normal.

Cet instrument se dirige et pénètre à la manière d'une sonde : son extrémité s'engage dans la partie rétrécie du canal, quel que soit son peu de perméabilité; par sa manœuvre prompte et ingénieuse, il finit par triompher des rétrécissements même les plus opiniâtres.

### Du cathétérisme sur le malade par le médecin, et des lois qui président à sa manœuvre.

L'opération qui consiste à introduire dans le canal de l'urètre une sonde, une bougie, un instrument quelconque, pour vaincre sa résistance ou pénétrer dans la poche vésicale pour en évacuer le liquide qu'elle contient, s'appelle *cathétérisme*.

Cette opération, exempte de dangers, pratiquée opportunément, exige une grande habitude et une dextérité toute spéciale; il est peu d'opérations, même dans les cas ordinaires, où la main de l'opérateur ait plus besoin d'être exercée ; que sera-ce donc lorsque des obstacles sérieux existeront dans l'urètre? Quelles sont les lois qui président au cathétérisme le plus simple, c'est-à-dire à celui pratiqué dans un urètre libre, et quelles sont les modifications que l'opération doit recevoir par suite des complications que le chirurgien peut y rencontrer ? C'est ce que je vais examiner.

Il semble au premier coup d'œil que, lorsque l'urètre est libre, il soit assez facile d'y introduire une sonde, et de la faire parvenir dans la vessie. Cependant, l'expérience a démontré qu'il n'en est point ainsi, et que beaucoup de chirurgiens, d'ailleurs fort instruits, sont arrêtés au milieu de l'opération, quelquefois obligés d'y renoncer, et d'avoir recours à un chirurgien spécialiste.

La cause d'un pareil échec tient évidemment au défaut d'habitude d'une opération, qu'il faut chaque jour répéter pour la bien faire.

De quelle manière le cathétérisme doit-il être pratiqué, dans le cas le plus simple, par le chirurgien, sur le malade? Quelles sont ensuite les modifications qu'il doit recevoir, par suite des différentes causes qui peuvent l'entraver?

Le cathétérisme peut être pratiqué le malade étant debout, les jambes écartées, en face de l'opérateur. Lorsqu'on le pratique, au contraire, le malade étant étendu sur le dos, alors la tête doit être élevée, les cuisses fléchies sur le bassin, légèrement écartées l'une de l'autre; toutes les parties du corps doivent être dans un état de relâchement complet. Dans quelques circonstances, le malade peut être sur le bord du lit, le corps étendu en travers, les cuisses et les jambes fléchies et écartées. Les pieds s'appuient de chaque côté sur un siége. Il est évident que, suivant l'une ou l'autre de ces opérations, et toujours selon les besoins, le chirurgien se place à droite ou à gauche du malade, assis, debout ou vis-à-vis de lui et entre ses jambes.

La sonde, enduite d'un corps gras, tel que du cérat ou de l'huile, doit avoir été préalablement frottée lorsqu'elle est métallique, afin qu'elle s'échauffe; cette précaution est utile pour favoriser son introduction ; les sondes d'étain surtout glissent avec une facilité merveilleuse quand elles ont été ainsi électrisées.

Le chirurgien s'empare alors de la verge avec la main gauche, découvre le gland, et après l'avoir tiré légèrement, de manière à effacer les plis du canal, il introduit de la main droite dans l'ouverture de l'urètre la sonde, qu'il tient de façon à ce que l'indicateur et le médius s'appliquent en dessus sur ses anneaux, tandis que le pouce s'appuie en arrière sur son pavillon. Dans le premier temps de l'opération, la sonde est inclinée du côté de l'une des aines du malade, bientôt l'opérateur la ramène en avant et parallèlement à l'axe du corps; à ce moment, elle arrive à la courbure urétrale. La sensibilité du canal dans ce point étant plus grande que dans le reste de son étendue, le malade éprouve une douleur qui le porte à se jeter en avant; il est donc essentiel d'y pénétrer avec ménagement. Lorsque le bec de la sonde est parvenu au-devant de l'arcade pubienne, son pavillon doit être ramené vers la ligne blanche; dès qu'il y correspond, la main de l'opérateur se renverse légèrement en avant, s'écarte des parois abdominales, et le bec de l'instrument glisse sous l'arcade. Mais il n'est pas aussi facile qu'on pourrait le penser de saisir exactement le moment où l'abaissement doit être opéré : souvent le bec de la sonde va heurter contre l'espèce de

faisceau ligamenteux qui soutient l'urètre. Dans d'autres circonstances, il s'arrête contre la paroi inférieure de ce canal ; ces
inconvénients tiennent à ce que, dans le premier cas, le chirurgien a relevé trop tôt l'instrument, et dans le second, à ce que
la sonde, enfoncée trop avant, est venue se heurter contre la
paroi inférieure de l'urètre ; enfin, l'état d'engorgement de la
prostate peut aussi venir compliquer la difficulté, en arrêtant le
bec de la sonde au moment où elle va pénétrer dans la vessie.
Un chirurgien exercé reconnaîtra toujours cet accident, et évitera
en outre ceux auxquels il pourrait donner lieu.

Le cathétérisme demande des modifications bien différentes,
quand un ou plusieurs rétrécissements obstruent le canal. On
conçoit, en effet, qu'il a perdu sa souplesse, qu'il ne se prête plus à
la dilatation que veut lui faire subir l'instrument que l'opérateur
cherche à introduire ; enfin, que sa direction normale est changée.

La forme des rétrécissements varie, comme on l'a vu, dans
une foule de circonstances. Tantôt ils envahissent la circonférence
de l'urètre, tantôt ils siégent sur un seul point. Combien de difficultés ne doivent pas naître de ces différentes dispositions !
Si les rétrécissements sont nombreux, comment l'opérateur se
guidera-t-il ?

Après avoir franchi le premier rétrécissement, la sonde y res-
tera serrée, en s'engageant dans le second, avant d'avoir pu
même constater celui-ci ; aussi, pour éviter cet inconvénient,
faut-il commencer par apprécier la situation des rétrécissements,
leur nombre, leur longueur, à l'aide d'instruments explorateurs ;
ceux-ci, en effet, se trouveront libres ou resserrés, selon qu'ils
seront ou non, dans un ou plusieurs étranglements.

A quels signes maintenant reconnaît-on que la sonde suit une
direction convenable ? La douleur qu'éprouverait le malade, dans
un cas de fausse manœuvre, ne serait point un indice assez sûr
pour avertir l'opérateur que la sonde commence à dévier, car
cette douleur n'est quelquefois pas beaucoup plus vive, lorsque
cet instrument y fait bonne route ; le toucher à travers les parois
de l'urètre n'a pas une importance aussi grande qu'on se l'i-

magine ; quelques praticiens vantent l'introduction du doigt dans le rectum, pour y guider la marche de la sonde, mais il faut avouer que cette introduction est plus apte à faire reconnaître la fausse route qui vient d'être pratiquée qu'à la prévenir.

En présence de ces difficultés, quelles sont donc les règles précises que l'on possède pour les vaincre, et pour soumettre le cathétérisme à des lois régulières et invariables? A proprement parler, aucune que l'on puisse convertir en principe; l'expérience, l'habitude de manier la sonde, la sagesse de l'opérateur, sont les seules règles indispensables à quiconque veut pratiquer le cathétérisme; c'est en effet le temps et l'expérience qui forment l'opérateur, et qui lui communiquent cette précision, cette délicatesse de main, qui rendent ses manœuvres certaines et hardies.

### Du cathétérisme pratiqué par le malade sur lui-même; comment il doit y procéder.

Il est des cas où le malade doit pratiquer sur lui-même l'opération du cathétérisme, non pour se guérir de rétrécissements urétraux, mais pour entretenir, après une guérison obtenue, le diamètre constant et invariable du canal, afin aussi de pouvoir dans l'occasion prévenir une rétention d'urine et s'opposer à la production de nouveaux rétrécissements. Aidé de prudents conseils, instruit aux manœuvres d'un habile opérateur, il le deviendra lui-même et sur lui-même.

L'opérateur qui permet au malade le cathétérisme sur lui-même doit d'abord lui signaler les avantages qu'il doit en retirer, lui faire apercevoir les accidents qui pourraient survenir, si celui-ci ne se conformait pas aux vrais principes du cathétérisme ainsi pratiqué.

Selon les indications et les besoins de la circonstance, l'instrument dont devra se servir le malade sera *droit* ou *courbe*, en *métal* ou en *gomme;* il devra être aussi, selon que le jugera convenable le médecin, *creux* ou *plein;* dans le second cas alors ce serait une bougie, et dans le premier une sonde.

La sonde dont ce dernier se servira sera au moins du diamètre de un à six millimètres; elle sera polie et luisante, entretenue
dans un état de grande propreté, frottée dans toute sa longueur
avec un morceau de soie ; l'hiver elle devra être préalablement
plongée dans l'eau tiède, et toujours, avant son introduction, être
enduite d'un corps gras, tel que l'huile d'olive, le cérat ou le
beurre.

Le malade en fera l'introduction de deux manières différentes :
il pourra se sonder debout ou couché. Cette dernière position
convient davantage, dans le cas où la susceptibilité nerveuse
viendrait à s'exalter pendant le cathétérisme ; cette situation
d'ailleurs facilite beaucoup l'opération en plaçant les muscles de
tout le corps dans un relâchement complet.

Dans l'une ou l'autre de ces positions, il saisira la sonde de
la main droite, sur la convexité de laquelle il appliquera les
quatre derniers doigts, tandis que le pouce reposera sur le pavillon de l'instrument et sur sa concavité. Prenant ensuite la
verge dans la main gauche, entre le pouce et l'indicateur, et
après avoir eu soin de découvrir le gland, il introduira le bec
de la sonde dans l'urètre, de façon à ce que la concavité de
cette dernière soit tournée vers le bas-ventre, et la fera ensuite
glisser jusqu'à la base de la verge, qu'il aura eu soin en même
temps de ramener en haut ; arrivé au-dessous du pubis, il abais-
sera la sonde, en même temps que la verge, les éloignera toutes
deux du ventre, et dans ce mouvement de bascule, appelé par les
anciens chirurgiens le *tour du maître*, il traversera la partie membraneuse de l'urètre, et arrivera alors dans la vessie. Le jet de l'u-
rine qui s'échappera aussitôt, la facilité avec laquelle il fera exécuter à la sonde des mouvements d'abaissement, de latéralité et
d'élévation, sont des signes certains qu'il est dans la vessie. Une
fois l'introduction terminée, il ne faut pas trop enfoncer la sonde,
le bec de cet instrument pourrait toucher les parois vésicales, et
y déterminer des accidents inflammatoires ; le malade agira
même prudemment et évitera l'inconvénient que je viens de signaler, en prenant la précaution de ne pratiquer le cathétérisme

que lorsque la vessie sera pleine, il empêchera le liquide de s'échapper de cette dernière, en bouchant l'extrémité supérieure de l'instrument avec l'indicateur de la main droite.

Faut-il que la sonde reste longtemps dans l'urètre, ou faut-il que le malade ne la garde que quelques minutes? Cette opinion, souvent controversée, a rencontré des partisans favorables à l'une et à l'autre méthode : les uns prétendent que plus la sonde reste de temps, plus promptement se fait la dilatation, et plus aussi la guérison est durable; les autres au contraire soutiennent que la présence trop prolongée de l'instrument irrite la muqueuse urétrale, fatigue la vessie, peut amener l'inflammation de cette dernière, et provoquer le catarrhe vésical.

Sans adopter cette dernière opinion dans toute sa rigueur, l'expérience m'a révélé que les malades ne doivent conserver la sonde que dix à quinze minutes seulement. Ici, en effet, on ne doit point oublier que le cathétérisme n'est pratiqué par le malade sur lui-même, que dans le but d'entretenir le canal dans son diamètre normal, et non pour vaincre des obstacles organiques, manœuvres qui n'appartiennent qu'à l'opérateur seulement.

Si dans le cours du *cathétérisme sur soi-même,* quelques accidents inflammatoires viennent à se manifester ; si des chaleurs même légères se développent dans l'urètre ; s'il se produit des cuissons et des ardeurs, il faut suspendre à l'instant les introductions, et combattre ces légers accidents par des bains de siége, des lavements, des boissons émollientes, un régime doux. Ces moyens seuls suffisent, et permettent au malade de reprendre, au bout de quelques jours, l'usage du cathétérisme sur lui-même.

**Du cathétérisme forcé et immédiat dans le traitement des rétrécissements de l'urètre, de sa nécessité dans certaines circonstances, de ses avantages, manière et conditions dans lesquelles il doit être pratiqué.**

La nécessité impérieuse de vider instantanément la vessie, dans un cas de rétention d'urine complète, sous peine de la voir se rompre, et alors de se trouver en présence de tout le cortége des accidents qui en sont la conséquence, a dû donner à l'opérateur l'idée du *cathétérisme forcé et immédiat.*

Si l'on omettait de pratiquer ce dernier, en présence de dangers aussi graves que ceux résultant d'une rétention complète, à quel procédé donc pourrait-on avoir recours? A la ponction de la vessie? Non, l'opération, seulement par elle-même, offre des dangers sérieux et non contestables, des suites généralement funestes. Le cathétérisme forcé est donc le seul moyen, la seule opération indiquée, à laquelle on doive avoir recours dans un cas de rétention d'urine complète, où les dangers sont imminents.

C'est avec un cathéter en étain ou en acier que doit se pratiquer cette opération. L'instrument employé ne doit jamais avoir moins de cinq millimètres ; sa dimension peut même être augmentée, bien qu'il faille mettre en rapport le volume du cathéter et la dimension de l'urètre. Cependant, je dois dire d'abord que le cathétérisme forcé ne serait point possible avec un cathéter de petite dimension ; aussi faut-il poser comme règle constante et invariable du cathétérisme forcé, cette loi, que *la difficulté à l'introduction est d'autant moins forte que la grosseur du cathéter est plus considérable.*

Il faut, dans cette opération, déployer une grande énergie manuelle, savoir la dépenser à propos, la retenir à temps, écarter et pénétrer vivement, instantanément, dans l'intervalle du point rétréci, ne point quitter la voie de l'urètre, s'y maintenir, n'en point dévier, *agir sûrement, promptement et résolûment.*

En tout point, le cathétérisme forcé est soumis, quant à la manœuvre opératoire, aux mêmes règles et conditions que le cathétérisme gradué. L'opérateur doit être, dans cette circonstance, habitué, hardi et prudent ; il doit bien se rendre compte s'il s'engage, ou s'il s'est déjà engagé dans l'obstacle qu'il veut franchir, calculer quelle puissance il doit dépenser, et savoir toujours en rester le maître. L'enclavement du cathéter, un bruit de léger déchirement, la pénétration brusque de la sonde, toutes ces choses sont des phénomènes que doit comprendre et sentir l'opérateur, que doit saisir sa main, et dont il doit toujours rester maître.

A l'aide de cet héroïque procédé, une main exercée, légère, sûre et adroite, peut presque toujours vaincre du *premier coup* une rétention complète, traverser *de suite* un rétrécissement, même plusieurs, sans danger pour le malade, et sans lésion aucune de l'appareil génito-urinaire.

Cette méthode n'exclut en rien les soins et les précautions exigées dans le traitement des rétrécissements en général. Ainsi les antiphlogistiques, les bains, les boissons émollientes et mucilagineuses, les cataplasmes, les lavements, seront mis en usage selon les besoins et les indications, et viendront puissamment en aide, à l'action vive, prompte et énergique de ce procédé opératoire.

### Des accidents que peut entraîner le cathétérisme; de ceux qui doivent être prévenus par l'opérateur.

Sans patience et sans prudence de la part de l'opérateur, sans patience ni résignation de la part du malade, point de cathétérisme possible ; la plupart des accidents qui se rencontrent dans les opérations de l'urètre tiennent presque tous à l'absence de ces précieuses qualités.

Pour l'opérateur, c'est un succès que d'entrer vivement et hardiment dans le canal de l'urètre, que d'y pénétrer du premier coup ; pour le malade il y a soulagement instantané, et pour le praticien triomphe. Le contraire blesse quelquefois l'amour-propre de l'opérateur, et parfois aussi, peut faire concevoir des doutes au malade sur l'habileté de celui auquel il a donné sa confiance.

Quelle que soit la valeur de ces considérations, le médecin ne doit en tenir aucun compte : il doit être prudent, sage et réservé ; il doit aller vite ou lentement, selon la circonstance, sans tenir compte des observations du malade, de son impatience ou de ses idées de temporisation, considérations qui ne seraient rien moins que capables de troubler son cerveau et d'égarer sa main.

Il faut avoir soin de se méfier des instruments de petit calibre pour pratiquer le cathétérisme : c'est presque toujours avec eux que se font les déchirures, les fausses routes, qui le plus souvent ont lieu en avant de l'obstacle que l'on veut franchir.

Un sentiment de déchirure dans les tissus, une douleur vive, un épanchement de sang plus ou moins considérable, la déviation de la sonde, l'absence du flot urinaire, sont des signes qui font pressentir qu'une fausse route vient d'être faite.

Si l'opérateur reconnaît à temps qu'il s'est faussement engagé, l'accident pourra se borner à une légère déchirure d'avant en arrière ; elle pourra, dans ce cas, se cicatriser promptement, sans désordres consécutifs ; la vessie, alors, n'aura point été intéressée, et la déchirure se trouvera en avant de l'obstacle ; l'urine, venant de la vessie, ne rencontrera la fausse route que passé l'obstacle, par conséquent ne pourra rétrograder ni être refoulée dans le cul-de-sac de cette déchirure.

Mais, si l'opérateur méconnaît sa faute, si témérairement il fait de nouvelles tentatives, alors il laboure, il déchire les tissus de l'urètre, passe à côté du rétrécissement, pénètre même dans la vessie par un trajet accidentel. Alors seulement le liquide urinaire s'écoule ; celui-ci est mêlé à une certaine quantité de sang, et place pour un moment le chirurgien dans une bien fatale sécurité : il se forme bientôt une ou plusieurs fistules urinaires, l'urine se répand dans les tissus voisins et la gangrène ne tarde pas à se déclarer.

L'accident une fois produit, de quelle manière peut-on s'assurer de son existence? Que doit-on faire quand il existe et qu'il n'a intéressé que les tissus voisins, qu'il n'a perforé ni la vessie, ni le rectum, et que la fausse route siége en avant du rétrécissement?

Une simple bougie, ou un porte-empreinte, suffisent pour explorer l'urètre, et reconnaître l'accident que je viens de signaler. Alors il ne faut introduire dans l'urètre aucun instrument, laisser tout le temps voulu pour la cicatrisation de la déchirure, modérer le malade sur la quantité de ses boissons, le tenir dans le repos absolu et lui faire garder la position horizontale.

Ceci n'est applicable que lorsque la déchirure est faite au delà du rétrécissement, et qu'il y a encore assez de perméabilité pour permettre à la vessie de se vider, bien que lentement.

Mais quant à l'autre cas, par exemple, celui dans lequel la déchirure a été pratiquée en deçà du rétrécissement ; si l'urine s'est accumulée dans la fausse route, si elle s'y est décomposée et qu'elle ait produit les désordres dont j'ai parlé plus haut, il faut bien se garder d'attendre, car alors on verrait se former des abcès urinaires ; il est donc de toute nécessité de dépasser l'obstacle par un *cathétérisme forcé, intelligent et méthodique*, pénétrer aussi avant que possible, maintenir la sonde là où elle a pu arriver, la pousser lentement et prudemment jusque dans la vessie, et l'y laisser à demeure, le plus longtemps possible. Ces manœuvres se font habituellement après avoir plongé longtemps le malade dans un bain, et lui avoir pratiqué une saignée générale ; la répéter même s'il y a de la réaction inflammatoire.

Si cependant le cathétérisme est rendu impossible, ce qui peut arriver, à cause du gonflement énorme produit par l'inflammation que cause dans l'urètre la déchirure produite, alors il faut largement débrider les tissus infiltrés par l'épanchement urinaire, afin de donner issue à ce liquide, dont le séjour prolongé amènerait infailliblement la gangrène, même sous quelques heures.

Si, au contraire, le cathétérisme a pu être possible, il faut alors attendre la cicatrisation complète, se conduire comme je l'ai dit plus haut, placer une sonde à demeure dans l'urètre, et avant d'essayer de nouvelles introductions, s'assurer par des bougies exploratrices, par des porte-empreinte, de l'état du canal et du bon état de la cicatrisation de la fausse route pratiquée.

Je n'ai point parlé ici de la rupture de la vessie. Cet accident est habituellement mortel, il est du reste fort rare ; il est du domaine de la chirurgie transcendante, et ne saurait trouver place dans les étroites limites du cadre que je me suis imposé.

### Des accidents qui peuvent accompagner le cathétérisme, et qui sont inhérents à la méthode.

L'habileté de l'opérateur, sa dextérité, sa prudence comme sa pratique, ne peuvent pas toujours affranchir le malade des conséquences, légères il est vrai, et pour la plupart sans suite, que peuvent amener les manœuvres, même bien dirigées, d'un cathétérisme rationnel.

Quelques écoulements sanguins de l'urètre, des écoulements puriformes de cet organe, des inflammations vives de la muqueuse, des spasmes du col de la vessie, de la vessie elle-même, des rétentions plus ou moins prolongées, des orchites, le développement des ganglions des aines, de petits mouvements fébriles peuvent être occasionnés par le cathétérisme, une première fois surtout ; dans la plupart des cas, cependant, ces accidents n'arrivent pas.

Toutes ces choses sont ordinaires ; les praticiens les plus habiles y ont été fréquemment exposés, sans les avoir jamais redoutées ; il suffit, en effet, de la médication la plus élémentaire pour en prévenir les suites, avant leur développement, ou pour les conjurer avec promptitude, lorsqu'elles se sont déjà développées.

### De l'hygiène et de la médication que doivent observer et suivre les malades pendant le traitement des rétrécissements de l'urètre.

Si, lorsqu'un malade est dans un traitement quelconque, il est de loi absolue d'observer l'hygiène la plus sévère, le plus strict régime, l'abstinence de toutes les choses inutiles ou nuisibles, c'est, à plus forte raison, dans le traitement des rétrécissements de l'urètre que cette loi est impérieuse et immuable. Malade déjà, cet organe se trouve destiné à subir des opérations qui d'abord doivent exaspérer sa sensibilité ; celle-ci ne peut s'atténuer et les opérations ne peuvent se continuer dans l'urètre, qu'à la condition de placer l'économie dans des conditions de régime, de quiétude, de tranquillisation et d'hygiène de la plus grande sévérité.

Ainsi, non-seulement point d'excès, mais une alimentation rafraîchissante, des boissons émollientes, du repos, l'éloignement de toute fatigue, de toute marche forcée, de tout acte capable d'amener dans l'appareil génito-urinaire de la fatigue, de l'excitation qui, en augmentant la maladie, exalterait la susceptibilité de l'urètre au point d'empêcher la continuation des manœuvres qui doivent y être pratiquées afin de hâter la guérison.

Les bains sont précieux, et généralement tous les agents qui ont pour résultat d'apporter à l'économie du calme, de la tranquillité et de la sédation.

Selon l'ancienneté de la maladie, eu égard à sa gravité, aux progrès plus ou moins rapides de la guérison, à l'influence que le traitement déterminera sur l'appareil génito-urinaire et sur ses fonctions, la médication devra varier, s'étendre ou se localiser. C'est au praticien, c'est à l'opérateur à s'enrichir et à s'entourer de son expérience et des moyens que celle-ci lui a légués, pour se conduire avec raison et prudence, afin d'amener son malade à la plus prompte guérison possible.

**Des précautions que doivent prendre les malades après la guérison de leur rétrécissement.**

Être guéri d'un rétrécissement ou de plusieurs n'est pas tout pour un malade, car il doit craindre le retour d'une affection qui peut, sous les mêmes influences, sous les mêmes causes qu'elle s'est déjà présentée, se reproduire. En effet, c'est une loi qui est généralement proclamée et très-souvent véritable, que *tous les rétrécissements guéris tendent à se reproduire, quels que soient leurs formes, leur nature et leur siège.*

Cette reproduction des rétrécissements de l'urètre, trop fréquente malheureusement, à quoi peut-elle tenir? Est-ce à la nature des tissus propres de l'urètre? Est-ce à un élément morbide dont le siège resterait dans les mêmes tissus? Est-ce tout simplement à l'influence constante et à l'existence persistante des mêmes causes, des mêmes habitudes qui ont déterminé les premiers rétrécissements?

Toujours est-il que le malade devra se soustraire à toutes les causes, à toutes les influences présumées être celles qui auraient pu amener les rétrécissements; il devra aussi, pour maintenir constant le diamètre de l'urètre, introduire de temps à autre, ou faire introduire dans le canal, une bougie pour l'explorer, en reconnaître l'état, ou une sonde pour en maintenir le diamètre; pratiquer dans l'urètre quelques injections adoucissantes, soit d'eau de guimauve, de graine de lin, même d'huile de belladone; prendre des bains généraux d'eau tiède, les prolonger jusqu'à sédation complète, en prendre au moins deux par semaine, et s'abstenir de tout ce qui peut amener, du côté de l'appareil urinaire, de l'échauffement, de l'excitation, des ardeurs; faire habituellement usage d'une boisson diurétique, relâchante, adoucissante, soit de limonade gommeuse, de graine de lin légère, de chiendent théiforme; sucrer ces boissons avec le sirop de Tolu, celui de bourgeons de sapin, même le sucre, et prendre ces boissons à la température ordinaire de l'intérieur.

Dans la marche et dans les habitudes, beaucoup de modération, pas d'excès dans les fatigues; faire usage d'un suspensoir. J'ai toujours vu se bien trouver de ce moyen les personnes qui avaient été atteintes de rétrécissements ; elles évitent par là la pesanteur et le tiraillement des testicules, leur ballottement, et la gêne qui en résulte sans cesse pour le canal de l'urètre.

Ne jamais retenir outre mesure ses urines, satisfaire le besoin le plus promptement possible, ne rester au lit que le temps du repos, exclure de son coucher les lits de plume, choisir un lit plutôt dur que mou, ne pas rester trop longtemps assis, et se servir d'une chaise à claire-voie, compenser par un exercice rationnel et modéré le temps passé ou consacré aux travaux sédentaires; être sobre en toutes choses, en travail, en alimentation et en plaisirs; divorcer avec les excès, uriner toujours debout, jamais assis ni couché.

### Aphorismes d'Hippocrate.

Les perforations de la vessie, du cerveau, du cœur, du dia-
phragme, de quelques intestins grêles, de l'estomac ou du foie,
sont mortelles. (*Sect.* VI, *aphor.* 18.)

Les maux de reins et de vessie se guérissent difficilement chez
les vieillards. (*Sect.* VI, *aphor.* 6.)

Si un tubercule développé dans l'urètre suppure et s'ouvre,
le mal est terminé. (*Sect.* IV, *aphor.* 82.)

Le pissement de sang ou de pus annonce l'ulcération des
reins ou de la vessie. (*Ibid.*, *aphor.* 75.)

La vieillesse amène avec elle les dyspnées, les toux catarrhales, les stranguries, les dysuries, les douleurs articulaires,
les néphrites, les vertiges, les apoplexies, les cachexies, les
démangeaisons de tout le corps, les insomnies, l'humidité du
ventre, des yeux et du nez, les obscurcissements de la vue, les
glaucomes, les duretés de l'ouïe. (*Sect.* III, *aphor.* 31.)

Lorsqu'un malade pisse du sang et des grumeaux, avec stran-
gurie, et douleur à l'hypogastre et au périnée, la vessie ou ses
dépendances sont affectées. (*Sect.* IV, *aphor.* 80.)

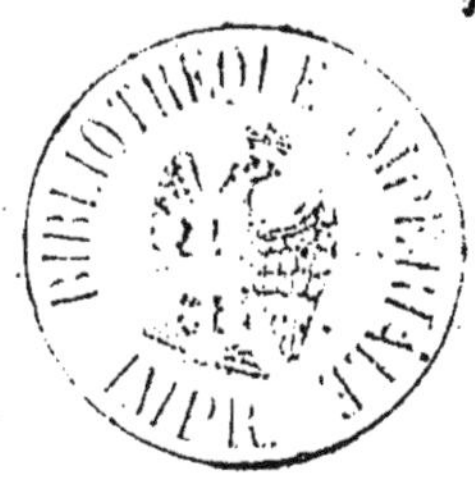

# TABLE DES CHAPITRES.

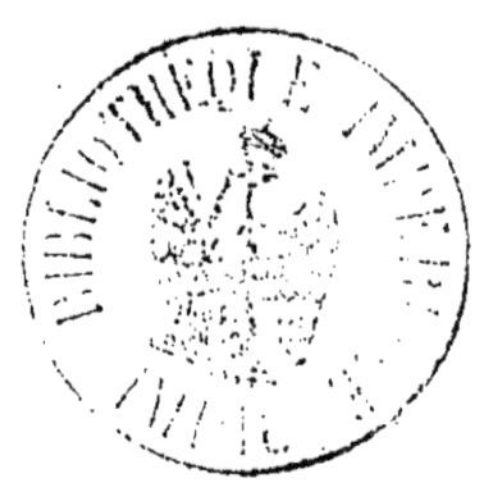

414

www.ingramcontent.com/pod-product-compliance
Ingram Content Group UK Ltd.
Pitfield, Milton Keynes, MK11 3LW, UK
UKHW020049100726
13658UKWH00004B/1645